Abnehmen mit Low Carb

Wie Sie ohne Hunger fit werden und fit bleiben

Mike Fischer

Impressum
Abnehmen mit Low Carb (1. Auflage 2015)

ISBN-13: 978-1517426279

ISBN-10: 1517426278

Autor: Mike Fischer
Lektorat: Doris Eichhorn-Zeller
Covergestaltung: pro_ebookcovers (fiverr.com)
Bild: Depositphotos.com

Copyright © 2015

Dieses Werk ist urheberrechtlich geschützt. Alle Rechte, auch die der Übersetzung, des Nachdrucks und der Vervielfältigung des Werkes oder Teilen daraus, sind vorbehalten. Kein Teil des Werkes darf ohne schriftliche Genehmigung des Verlags in irgendeiner Form (Fotokopie, Mikrofilm oder ein anderes Verfahren), auch nicht für Zwecke der Unterrichtsgestaltung, reproduziert oder unter Verwendung elektronischer Systeme verarbeitet, vervielfältigt oder verbreitet werden.
Die Wiedergabe von Gebrauchsnamen, Handelsnamen, Warenbezeichnungen usw. in diesem Werk berechtigt auch ohne besondere Kennzeichnung nicht zu der Annahme, dass solche Namen im Sinne der Warenzeichen- und Markenschutz-Gesetzgebung als frei zu betrachten wären und daher von jedermann benutzt werden dürften.
Trotz sorgfältigem Lektorat können sich Fehler einschleichen. Autor und Verlag sind deshalb dankbar für diesbezügliche Hinweise. Jegliche Haftung ist ausgeschlossen, alle Rechte bleiben vorbehalten.

Mike Fischer

Inhaltsverzeichnis

Einführung	1
2 Säulen des Abnehmens	3
Ernährung	3
Fettverbrennung	8
Low Carb Rezepte	10
Frühstück	10
Mittagessen	20
Süßes	54
Abendessen	67
Trainingsanleitung und Übungen ohne Geräte zum Fettverbrennen	84
Intervalltraining	85
Krafttraining	87
Zusammenfassung	90
Dank & Impressum	91

Einführung

Herzlich willkommen zu Ihrem persönlichen Leitfaden zum Thema „Abnehmen mit Low Carb – fit werden und fit bleiben"!

In diesem Ratgeber verzichte ich bewusst auf Binsenweisheiten und auf nicht zielführende Informationen. Es ist ja allgemein bekannt, dass Übergewicht meistens das Resultat zweier „Gewohnheiten" ist: zu viel Kalorien und zu wenig Bewegung. Sicherlich spielen bei dem ein oder anderen auch weitere Faktoren eine Rolle, doch in der Regel sind das die zwei häufigsten Ursachen, wenn man an Gewicht zulegt.

In diesem E-Book möchte ich Ihnen einen der effektivsten Wege zeigen, wie man in einem kurzen Zeitraum viel Körperfett verbrennen und dadurch aktiver und vitaler werden kann. Sie erhalten nichts anderes als ein gutes Stück Lebensqualität, weil Sie sich in Ihrem Körper wieder wohlfühlen werden.

Der Weg zum Traumkörper muss nicht immer lang und qualvoll sein. Inzwischen gibt es viele wissenschaftliche Studien, die belegt haben, dass Abnehmen nach der Low- Carb- Methode sehr effektiv ist. Personen, die sich über ein Jahr lang mit wenig Kohlenhydraten ernährt haben, wogen am Ende deutlich weniger als diejenigen, die sich mit anderen Ernährungsformen beschäftigt haben. Doch richtige Ernährung ist nur eine Säule auf dem Weg zu Ihrem Wunschgewicht. Die zweite Säule habe ich „Fettverbrennung" genannt. Mit Ernährungsumstellung können Sie bereits einige Kilos loswerden, doch in Kombination mit gezielten Work-outs, die Ihre

Fettverbrennung aktivieren, werden Sie deutlich schnellere Erfolge verbuchen.

Ich werde Ihnen am Anfang des Buches die entscheidenden Prinzipien zum Thema Abnehmen näherbringen und Ihnen mit leckeren Rezepten und Trainingsübungen, die Sie auch ohne Fitnessstudio zu Hause absolvieren können, zwei entscheidende Erfolgsschlüssel in die Hand geben, mit denen Sie Ihr Gewichtsziel in kürzester Zeit erreichen werden.

Ich wünsche Ihnen viel Freude beim Lesen und Umsetzen!

2 Säulen des Abnehmens

Um gute und schnelle Ergebnisse beim Abnehmen zu erzielen, brauchen Sie ein Ziel und einen Plan. Sie brauchen nicht nur einen Leitfaden, mit dem Sie auf Ihr Ziel hinarbeiten, sondern auch konkretes Wissen über Ernährung, Bewegung und Fettverbrennung. Mit dieser Kombination werden Sie in die Lage versetzt, schnell und effizient Ihren Traumkörper zu erreichen.

Ernährung

Die erste und wichtigste Säule beim Abnehmen ist die Ernährung. Einfach auf den Punkt gebracht heißt es: Bei falscher Ernährungsweise nehmen Sie stetig zu, bei richtiger halten Sie Ihr Gewicht oder nehmen im Idealfall ab. Solche Floskeln bringen uns aber nicht weiter, deshalb werde ich in diesem Ratgeber konkret. Wenn Sie sich zum Ziel gesetzt haben, fitter zu werden, Fett in Muskelmasse zu verwandeln, dann können Sie die Basis dafür nur mit einem konkreten Ernährungsplan legen. Jeder Fitnessexperte wird bestätigen: Ernährung ist wichtiger als Training!

Sie sagen jetzt vielleicht: „Ich möchte nur etwas an Gewicht verlieren, um mich wieder wohler zu fühlen, wozu denn Muskeln aufbauen?" Nun, bekanntermaßen verbrennen Muskeln viel mehr Energie, damit sie aktiv arbeiten können (1 kg Muskeln verbrennt beispielsweise bis zu 100 Kalorien am Tag). Je mehr Muskelmasse eine Person hat, desto leichter fällt es dem Körper, die über die Nahrung aufgenommene Energie zu verarbeiten. Denn die Muskeln werden wie ein Motor dauernd am Laufen gehalten und versorgt.

Daher kann eine austrainierte Person viel mehr Kalorien zu sich nehmen und dabei kein bisschen zunehmen, weil der aufgetankte „Sprit" nicht eingelagert, sondern sofort verarbeitet wird. Sie müssen sich übrigens keine Muskelberge antrainieren. Das ist ein weitverbreiteter Irrtum. Jeden Tag ein kurzes Powertraining oder 2-3- mal die Woche Ausdauer- und Muskel-Work-out im Fitnessstudio ist ein gesundes und effektives Maß. Kombiniert mit richtiger Ernährungsweise werden Sie schnell Fett verbrennen und trotzdem an Muskelmasse zulegen.

Und nun zur Ernährung.

Ein Durchschnittsmann nimmt täglich ca. 2.500 Kalorien zu sich, eine Durchschnittsfrau in etwa 1.900 Kalorien. Wenn sich diese „Durchschnittsmenschen" im Alltag kaum bewegen, wird die überschüssige Energie schnell als Reserve abgespeichert und setzt sich in Form von Fett auf Bauch, Hüften, Po und Beinen fest. Es ist somit keine Neuigkeit, dass bei dieser Kalorienmenge, die täglich zu sich genommen wird, ein aktiver Lebensstil vorausgesetzt wird.

Daher ist es wichtig, die Kalorienzufuhr deutlich zu reduzieren. Damit sie ihren Verbrennungsmotor in

Gang setzen können, sollten Männer max. 1.500 Kalorien am Tag zu sich nehmen, Frauen hingegen max. 1.000. Gegessen werden drei Mahlzeiten im Abstand von etwa 5 Stunden, damit der Blutzuckerspiegel genug Zeit hat, sich wieder zu normalisieren. Wenn Sie also um 8 Uhr mit dem Frühstück beginnen, dann ist die Mittagsmahlzeit um 13 Uhr und das Abendessen um 18 Uhr. Am Abend rate ich ausdrücklich dazu, keine Kohlenhydrate mehr zu essen. Sie können als Beilage zu den empfohlenen Rezepten vermehrt auf Salat zurückgreifen. Abends sollten die Speisen sehr eiweißhaltig sein.

Gerne können Sie kleine Snacks als Zwischenmahlzeit essen (Ausnahme!), wenn der Hunger kommt, jedoch nicht am Abend. Es ist dennoch besser, den Heißhunger mit einer Zwischenmahlzeit aufzufangen, anstatt sich kopflos auf ungesunde Sachen zu stürzen.

Achten Sie darauf, auf keinen Fall zu hungern, denn das wird Sie launisch machen und der Körper wird die Energieverbrennung deutlich senken, weil er annimmt, dass jetzt „schlechte" Zeiten anstehen. Sie erreichen somit nur das Gegenteil.

Was die Kalorienmenge je Mahlzeit angeht, teilen Sie die Tagesmenge durch drei. Idealerweise sollten Sie täglich konstant die gleiche Kalorienmenge zu sich nehmen, damit sich der Körper daran gewöhnen kann.

Wir befassen uns hier ausschließlich mit der Low-Carb- Ernährung. Ihr liegt der Gedanke zugrunde, dass man die Kohlenhydratzufuhr stark reduziert und so die Fettverbrennung aktiviert. Bei weniger Kohlenhydraten und mehr Eiweiß und gesundem Fett wird der Blutzucker auf einem niedrigen Niveau gehalten, was die Insulinproduktion vermindert und den Effekt hat, dass Fett nicht in Zellen gespeichert wird. Denn mittlerweile wurde bei Übergewichtigen das Problem der Insulinüberproduktion festgestellt, welche nicht nur die Fettzellen anlagert, sondern auch den Hunger verstärkt. Die überdurchschnittliche Insulinproduktion resultiert Experten zufolge aus einer kohlenhydratreichen Essgewohnheit.

Nachfolgend erhalten Sie viele leckere und abwechslungsreiche Rezepte, die Sie in Ihren Alltag integrieren können. Kohlenhydrate gehören zu den Makronährstoffen und sind ein starker Energielieferant. Tatsächlich gibt es aber gute (satt machende) und schlechte Kohlenhydrate. Zu den guten gehören beispielsweise Vollkornprodukte, zu den schlechten dagegen Weißmehlprodukte und jede Art von Süßigkeiten.

Natürlich werden Sie es nicht vermeiden können, gar keine Kohlenhydrate zu essen, dennoch achten Sie darauf, nur geringe Mengen davon zu sich zu nehmen und ausschließlich nur gute Kohlenhydrate.

Hier ist eine kleine Übersicht, was Sie mit gutem Gewissen zu sich nehmen können:

<u>Frühstück</u>

Eier, Gemüse, Fisch, Magerwurst (z.B. Geflügel), Quark, Käse (max. 250 g am Tag) etwas Vollkornbrot oder Vollkornbrötchen
bitte keine Aufstriche, Leberwurst, Marmelade, Nutella etc.

Zum Frühstück sind mehr Kohlenhydrate erlaubt, da der Körper nach der Nacht die Zellen mit Nährstoffen wieder auffüllen muss. Dasselbe gilt nach dem Training (nur nach dem Training, nicht an trainingsfreien Tagen!). Die Nähstoffe wurden verbraucht und müssen wieder neu zugeführt werden, damit sich Ihr Körper schneller erholen kann.

Mittagessen

Fisch, Fleisch (vor allem weißes Fleisch) und grüne Salate, so viel Sie mögen (z.B. mit Olivenöl als Dressing). Dazu kleine Mengen an Vollkornnudeln, Reis oder Kartoffeln als Beilage. Beim Mittagessen müssen Sie nicht auf Ihr Dessert verzichten. Bei den angefügten Rezepten finden Sie gute kalorien- und kohlenhydratarme Varianten. Achten Sie aber darauf, dass Sie die Gesamtmenge an Kalorien je Mahlzeit nicht überschreiten. Sollten Sie ein Dessert zur Mittagsmahlzeit essen, reduzieren Sie die Beilagen der Hauptspeise.

Abendessen

Beim Abendessen sollten Sie ab 17 Uhr auf jegliche Kohlenhydrate verzichten. Nehmen Sie möglichst eiweißhaltige Nahrung zu sich (z.B. Fisch, Fleisch). Dies fördert den Muskelaufbau und lässt die Fettreserven angreifen.

Snacks

Essen können Sie Hülsenfrüchte und Gemüse, alles andere sollte vermieden werden. Wenn Sie als Snack Nüsse essen, dann nur naturbelassene, also weder geröstet noch gesalzen.

Getränke

Wasser, Tee und schwarzer Kaffee (alles andere weglassen, da viel Zucker enthalten, ebenso auf Alkohol verzichten).

Trinken ist ein wichtiger Faktor beim Abnehmen. Es dient auch als Appetitzügler. Sollte sich zwischendurch mal der kleine Hunger melden, trinken Sie! Vor allem beim Abnehmen sollte mehr getrunken werden als ohnehin schon empfohlen, also 3 Liter täglich ist ein guter Richtwert.

Fettverbrennung

Bewegung und Sport sind eng mit Ernährung verbunden, wenn es darum geht, effektiv Gewicht zu verlieren! Natürlich können Sie bloß Ihre Essgewohnheiten ändern und dabei abnehmen. Möchten Sie jedoch in einem kurzen Zeitraum viel Gewicht verlieren und dabei die Problemzonen angehen, dann geht es nur in Verbindung mit Sport bzw. Bewegung.

Die Frage ist nur: Wie viel Sport ist sinnvoll? Oder besser gefragt: Wie trainiere ich am effektivsten? Wie bringe ich meinen Körper dazu, Fettreserven anzuzapfen?

Mit diesen Fragen werde ich mich im Kapitel „Anleitung und Übungen ohne Geräte zum Fettverbrennen" ausführlich auseinandersetzen.

Fettverbrennung interessiert Sie wahrscheinlich aus einem der beiden Gründe:

1. Sie haben einen hohen Körperfettanteil und es reicht

Ihnen womöglich nicht aus, nur 5 kg zu verlieren.

2. Sie kommen Ihrem Idealgewicht näher und möchten den Fettanteil auf ein mögliches Minimum reduzieren, um einen Sixpack zu bekommen.

Durch Kombination einer gesunden Ernährung und zielgerichtetem Sport werden Sie Ihren Körper auf Fettverbrennung programmieren!

Low Carb Rezepte

Frühstück

Fitness-Brot

Kcal 180 | Eiweiß 18,0 g | Fett 6,0 g | Kohlenhydrate 13 g

Für 2 Portionen

Zutaten
100 g Hüttenkäse
2 EL Gemüsemais
0,5 rote Paprikaschote
etwas Schnittlauch
4 Stiele Petersilie
etwas rote Zwiebel
2 Scheiben Vollkornbrot

Zubereitung

1. Lassen Sie den Mais gut abtropfen und geben Sie den Hüttenkäse in eine Schale. Die Kräuter werden abgewaschen und trocken geschüttelt und klein geschnitten, die Paprika fein gewürfelt und die Zwiebel gehackt.
2. Mischen Sie nun den Hüttenkäse mit dem Zwiebel, Gemüse und Petersilie.
3. Schmecken Sie den Käse mit Salz und Pfeffer ab und streichen Sie ihn auf die Brote. Nun wird noch einmal nach Belieben mit Pfeffer abgeschmeckt und mit Schnittlauch bestreut.

Türkisches Törtchen

Kcal 200 | Eiweiß 5,0 g | Fett 16,0 g | Kohlenhydrate 10 g

Zutaten

2 Packungen (ca. 500 g) Tiefkühl-Blattspinat
2 Packungen Strudel- oder Yufkateig aus dem Kühlregal
Öl zum Bepinseln
200 g Blauschimmelkäse
80 g Pinienkerne

Zubereitung

1. Das Backrohr wird auf 200 Grad vorgeheizt und der Spinat in einem kleinen Topf aufgetaut.
2. Schneiden Sie den Strudelteig in vier Quadrate, welche mit Öl bepinselt werden. Legen Sie nun je drei Quadrate übereinander, achten Sie darauf, dass die Ecken versetzt sind. Die Strudelteig-Quadrate werden in die Muffinform gelegt.
3. Drücken ‚Sie den Spinat aus um zu verhindern, dass sich zu viel Flüssigkeit ansammelt.
4. In jede Form werden nun 1 EL Spinat, ein paar Pinienkerne und 2 TL Blauschimmelkäse gelegt.
5. Lassen Sie die Törtchen für etwa 15 Minuten backen, bis diese goldbraun sind und aus der Form genommen werden können.

Kaviar auf Pfannkuchen

Kcal 215 | Eiweiß 11 g | Fett 10 g | Kohlenhydrate 18 g

Für 8 Portionen

Zutaten
15 g frische Hefe
1 TL Zucker
100 ml Milch (1,5 % Fett)
150 g Mehl
50 g Buchweizenmehl
4 Eier
Salz, Pfeffer
8 Wachteleier
1 rote Zwiebel
½ Zitronen
150 g Joghurt (0,1 % Fett) (stichfest)
4 EL Öl
8 TL Kaviar
Schnittlauch

Zubereitung

1. Die zerbröckelte Hefe wird mit Zucker und lauwarmer Milch in einer Schüssel glatt gerührt.
2. Geben Sie nun etwas Mehl hinzu, damit nach dem Verrühren ein geschmeidiger Vorteig entsteht, der für 20 Minuten an einem warmen Ort zum rasten gestellt wird.
3. Salz, Buchweizenmehl, 2 ganze Eier und 2 Eigelbe verrühren Sie mit einem Schneebesen zu einem zähflüssigen Teig, der 30 Minuten rasten muss.

4. Bedecken Sie die Wachteleier in einem kleinen Topf mit Wasser und lassen Sie diese zugedeckt aufkochen. Nachdem Sie für 5 Minuten hart gekocht wurden, gießen Sie das Wasser ab, schrecken die Eier ab und schälen Sie diese.
5. Schälen Sie die Zwiebel und hobeln Sie diese in feine Ringe. Pressen Sie die Zitrone aus. 1 EL Zitronensaft, Pfeffer, Salz und Joghurt werden glatt gerührt.
6. Erhitzen Sie das Öl löffelweise in einer Pfanne und backen Sie 16 Blinis bei mittlerer Hitze darin, bis die Blinis goldbraun sind. Wenden Sie während der Backzeit die Blinis einmal und lassen Sie diese im Anschluss abtropfen.
7. Die halbierten Wachteleier werden Kaviar, Zwiebelringen und Joghurt auf den Blinis angerichtet. Der gewaschene, trocken getupfte und in Röllchen geschnittene Schnittlauch werden über die Blinis gestreut.

Eingelegte Zucchini

Kcal 240 | Eiweiß 18,0 g | Fett 18,0 g | Kohlenhydrate 3 g

Für 4 Portionen

Zutaten
2 große Zucchini
100 g hauchdünn geschnittener Parmaschinken
0,5 Chilischote oder Chilipulver
2 Frühlingszwiebeln
1 EL Olivenöl
1 EL Zitronensaft
Salz, Pfeffer
250 g fettarmer Mozzarella

Zubereitung

1. Die gewaschenen und trocken geriebenen Zucchini werden mit einem Sparschäler längsseitig in dünne, breite Streifen geschnitten. Zupfen Sie den Mozzarella in kleine Stücke. Sie können den Mozzarella auch in hauchdünne Scheiben schneiden.
2. Die Zucchinistreifen werden mit Mozzarella, Schinken und Chili belegt und gepfeffert. Rollen Sie nun die Streifen ein und fixieren Sie die Streifen mit Zahnstochern. Die Rollen werden nun neben einander in einer Form aufgestellt.
3. Die übrig gebliebenen Zucchini sowie die Frühlingszwiebeln werden klein gehackt und über die Röllchen gestreut. Würzen Sie nach Belieben mit Salz und Pfeffer. Die Röllchen werden nun mit Zitronensaft und Olivenöl beträufelt und für 20 Minuten bei 180 Grad gebacken.

Käse-Quark-Kugeln

Kcal 84 | Eiweiß 12,5 g | Fett 0,2 g | Kohlenhydrate 7,4 g pro 100 g

Für 4 Portionen

Zutaten
125 g Quark
0,5 Glas Milch, lauwarm (Glas=175 ml)
0,5 Glas Öl
2 Eier
0,5 TL Zucker
0,5 TL Salz
0,5 Würfel Hefe
Mehl nach Bedarf
Ziegenkäse oder Feta.
Zum Bestreichen 1 Ei mit etwas Milch verrührt
Zum Bestreuen Sesam

Zubereitung
1. Verrühren Sie kurz Hefe mit Zucker und Milch in einer kleinen Schüssel. Lassen Sie die Hefe-Milch Mischung für fünf Minuten ruhen. Der Quark wird mit Salz, Öl und den Eiern in einer weiteren Schüssel zu einer glatten Masse verrührt.
2. Fügen Sie nun die Hefe-Milch hinzu und kneten Sie Mehl unter, bis der Teig weich ist und nicht klebt.
3. Der Teig muss nun eine Stunde ruhen. Währenddessen werden zwei Backbleche mit Backpapier ausgelegt.
4. Schneiden Sie den Käse in Stücke - Sie können auch andere Zutaten, nach Wunsch, vorbereiten – und stellen Sie diese für später zur Seite.

5. Die 30 – 35 g großen Teigkugeln werden flach angedrückt und befüllt. Schlagen Sie nun den Teig über die Füllung und formen Sie Kugeln aus dem Teig.
6. Legen Sie die Kugeln auf die Backbleche und lassen Sie diese 45 Minuten ruhen. Heizen Sie das Backrohr auf 160 Grad Umluft vor (bei Ober- und Unterhitze: 180 Grad). Verrühren Sie das Ei mit der Milch und bestreichen Sie die Kugeln mit der Mischung.
7. Bestreuen Sie – nach Wunsch – mit Sesam und lassen Sie die Teigkugeln 12-15 Minuten backen.

Light-Waffeln

Kcal 28 | Eiweiß 2 g | Fett 1 g | Kohlenhydrate 2,9 g pro 100 g

Für 4 Portionen

Zutaten
2 Eier
250 g Margarine oder Butter
70 g Zucker
300 g Mehl
150 ml Milch
100 ml Wasser

Zubereitung

1. Nachdem Sie alle Zutaten in einer Schüssel verrührt haben, legen Sie den Teig auf das erhitzte und eingefettete Waffeleisen.
2. Die Waffeln sollten goldbraun gebacken sein, bevor diese aus dem Waffeleisen genommen und mit Puderzucker bestreut werden.

Ciabatta-Allerlei

Kcal 175 | Eiweiß 1,5 g | Fett 16,9 g | Kohlenhydrate 4,5 g pro 100 g

Für 4 Portionen

Zutaten
1 Ciabatta
250 g Cherrytomaten
250 g Oliven
3 Stück gekochte Eier
4 Stück Sardellenfilets
1 EL Kapern
3 EL Mayonnaise
1 Bund Petersilie
Olivenöl
Knoblauch
Salz, Pfeffer

Zubereitung

1. Scheiden Sie die grünen und schwarzen Oliven und geben Sie diese mit Salz, Knoblauch und Pfeffer in eine Schüssel. Nun fügen Sie Öl und Petersilie hinzu. Lassen Sie alles nach dem Umrühren ziehen.
2. Schneiden Sie nun die Cherrytomaten, den Knoblauch und die Zwiebel und geben diese in eine andere Schüssel. Schmecken Sie mit Öl, weißem Essig, Salz und Pfeffer ab.

3. Die dritte Beilage besteht aus: klein geschnittene Kapern und geschnittenen, gekochten Eiern, sowie Sardellenfilets welche in einer weiteren Schüssel mit Salz, Knoblauch, Pfeffer abgeschmeckt mit Petersilie verfeinert werden. Mengen Sie nun Mayonnaise unter, bis die Masse geschmeidig wird.
4. Schneiden Sie das Ciabatta klein und legen Sie die Scheiben in den Toaster. Verteilen Sie auf den getoasteten Ciabatta-Scheiben die verschiedenen Beilagen.

Servierrtipp: Bestreichen Sie die getoasteten Ciabatta-Scheiben mit Knoblauch.

Mittagessen

<u>Zweierlei Spargel an Schinken</u>

Kcal 350 | Eiweiß 36 g | Fett 15 g | Kohlenhydrate 16 g

Für 2 Portionen

Zutaten
200 g weißer Spargel
200 g grüner Spargel
150 g Schinken
Eisbergsalat
50 ml Gemüsebrühe
3 TL weißer Aceto balsamico
1 TL Senf
1/2 TL Rapsöl
Basilikumblätter
Salz, Pfeffer

Zubereitung

1. Scheiden Sie die Enden der grünen und weißen Spargelstangen und schälen Sie den weißen Spargel komplett, den grünen Spargel bei Bedarf nur im unteren Drittel. Den in 5 cm große Stücke geschnittenen Spargel garen Sie in Salzwasser für etwa fünf Minuten, so dass er bissfest ist.
2. Vermengen Sie nun die Gemüsebrühe, Senf, Aceto Balsamico und Rapsöl in einer Schüssel.
3. Der abgegossene Spargel wird nun in einer Pfanne kurz angebraten und im Dressing zum Auskühlen gestellt.

4. Die gewaschenen und trocken getupften Basilikum- und Salatblätter zupfen Sie in kleine Stücke. Geben Sie das Gewürz und den Salat zum Spargel und vermengen Sie alles gründlich. Schmecken Sie im Anschluss alles nach Belieben mit Salz und Pfeffer ab und richten Sie den Salat mit Schinken an.

Leichter Feta-Salat

Kcal 230 | Eiweiß 15 g | Fett 13 g | Kohlenhydrate 9 g

Für 2 Portionen

Zutaten
1 gelbe Paprika
4 Kirschtomaten
200 g Gemischter Salat
1 Zwiebel
100 ml Gemüsebrühe
2 TL Balsamico
2 TL Ölivenöl
8 Walnusshälften
120 g Feta, light
Salz, Pfeffer

Zubereitung

1. Die halbierten Tomaten, die in Streifen geschnittene Paprika und der geputzte, sowie gewaschene Salat werden mit der gewürfelten Zwiebel auf dem Teller angerichtet.
2. Um ein gut schmeckendes Dressing zu erhalten, vermengen Sie Salz, Pfeffer, Öl und Brühe.
3. Verteilen Sie nun das Dressing über dem Salat und streuen Sie Nüsse über den Salat.
4. Zum Abschluss wird der zerbröselte Feta auf den Salat gegeben.

Grüne-Bohne

Kcal 270 | Eiweiß 7 g | Fett 23 g | Kohlenhydrate 7 g

Für 2 Portionen

Zutaten
300 g grüne Bohnen
1 Stiel Bohnenkraut
1 rote Zwiebel
2 EL Pinienkerne
4 EL Weißweinessig
2 EL Kürbiskernöl
Pfeffer
Alpenquellsole Sprühsalz

Zubereitung
1. Die geputzten, gewaschenen und klein geschnittenen Bohnen werden mit dem Bohnenkraut für ca. 15 Minuten in etwa einem viertel Liter Wasser gedünstet, danach abgegossen und zum Abtropfen gestellt.
2. Schälen Sie die Zwiebeln und schneiden Sie diese in Spalten. Vermengen Sie nun die Bohnen mit den Zwiebeln, während Sie die Pinienkerne in einer fettfreien Pfanne rösten.
3. Nachdem Sie Öl, Pfeffer und Essig vermengt haben, verteilen Sie das Dressing über den Bohnen und lassen die Bohnen in dem Dressing ziehen.
4. Streuen Sie die Pinienkerne vor dem Servieren auf dem Salat und würzen Sie alles mit etwa 3 Stößen Sprühsalz.

Der Römer

Kcal 190 | Eiweiß 10 g | Fett 12 g | Kohlenhydrate 8 g

Für 2 Portionen

Zutaten
2 Tomaten
1 kleiner Römersalat
1 Zwiebel
30 g Roquefort
50 g fettarmer Jogurt
1 TL Zitronensaft
2 EL Sonnenblumenkerne
Jodsalz
Pfeffer

Zubereitung

1. Die gewaschenen Tomaten werden geachtelt, der Salat wird geputzt, trocken geschüttelt und in kleine Stücke gezupft. Zerbröckeln Sie den Roquefort-Käse grob. Die geschälte Zwiebel schneiden Sie in feine Würfel.
2. Vermengen Sie nun den Käse, den Joghurt, die Zwiebelwürfel und den Zitronensaft mit Salz und Pfeffer. Rösten Sie die Sonnenblumenkerne an.
3. Die in eine Schale gelegten Zutaten werden mit Dressing beträufelt.

Serviertipp: Am besten schmeckt der Salat, wenn Sie Ciabatta oder Bauernbrot dazu reichen.

BBQ-Salat

Kcal 241 | Eiweiß 10,3 g | Fett 20,5 g | Kohlenhydrate 5,2 g pro 100 g

Für 3 Portionen

Zutaten
300 g Braten
80 g Ananas
80 g Mandarinen
1 Stück Mango
1 TL Chili aus der Mühle
1 TL Salz und Pfeffer aus der Mühle
2 TL Currypulver
1 Stück Staudensellerie Stange
1 Stück Granatapfel
50 ml Kokosmilch
1 Schuss Limette gepresst
150 g Mayonnaise
100 g Joghurt 10%

Zubereitung

1. Nehmen Sie mariniertes Grillfleisch nach Wahl (Huhn, Schwein, Rind). Das Obst kann nach Wahl frisch sein oder aber auch aus der Konserve kommen.
2. Schneiden Sie das gebratene Fleisch in gleich große Würfel, die Ananas, Mandarinen und Mango in kleine Würfel. Ein Teil des Selleries wird ebenfalls geschnitten, jedoch einige Blätter für später aufbewahrt.
3. Entnehmen Sie nun die Kerne aus dem Granatapfel.
4. Vermengen Sie Mayonnaise, Limette, Kokosmilch, sowie die Gewürze und verrühren Sie die Zutaten kräftig mit dem Schneebesen.

5. Fügen Sie den Braten und den Staudensellerie hinzu, rühren Sie mit einem Holzlöffel weiter. Heben Sie zum Abschluss vorsichtig die Früchte unter.
6. Schmecken Sie den Salat ab. Am besten schmeckt der Salat, wenn er eine leicht süße, scharfe und fruchtig säuerliche Note hat.
7. Lassen Sie den Salat eine Stunde rasten bevor Sie ihn mit dem gehackten, grünen Sellerie und den Granatapfelkernen dekorieren.

Hokkaido-Salat

Kcal 428 | Eiweiß 7,1 g | Fett 41,7 g | Kohlenhydrate 7,2 g pro 100 g

Für 2 Portionen

Zutaten
Salat:
1 kleinen Hokkaido-Kürbis ca 300 g
Salz, Pfeffer, Öl
1 Handvoll Feldsalat
2 Äpfel
2 EL Kürbiskerne
etwas Hirtenkäse
Dressing:
1 EL Apfelessig
2 EL Apfelsaft
etwas Honig
etwas Senf
2 EL Öl, Salz, Pfeffer

Zubereitung

1. Für den Salat waschen und teilen Sie den Hokkaido. Entfernen Sie nun die Kerne und legen Sie den Hokkaido in eine Form. Würzen Sie ihn mit Salz und Pfeffer, bevor Sie Zitronensaft über den Kürbis träufeln. Vermischen Sie die Zutaten mit Öl und lassen Sie den gewürzten Kürbis bei 220 Grad im Backrohr, bis dieser eine bissfeste Konsistenz hat.
2. Waschen und putzen Sie den Feldsalat, bevor Sie ihn auf dem Teller legen.

3. Der geschälte Apfel wird dünn in Scheiben geschnitten, nachdem Sie das Kerngehäuse entnommen haben. Zerbröseln Sie den Käse und rösten Sie die Kürbiskerne in einer fettfreien Pfanne an.
4. Für das Dressing vermengen Sie den Essig mit dem Apfelsaft und schmecken die Flüssigkeit nach Belieben mit Honig, Senf, Salz und Pfeffer ab, bevor Sie am Ende Öl hinzu geben.
5. Das Dressing wird über den Feldsalat geträufelt. Legen Sie nun Apfel- und Kürbisscheiben auf den Salat und bestreuen Sie ihn mit den Kernen und dem Käse.

Eiersalat

Kcal 235 | Eiweiß 2,7 g | Fett 23,5 g | Kohlenhydrate 4,5 g pro 100 g

Für 3 Portionen

Zutaten
5 Eier
3 Gewürzgurken
0,25 Paprika
1 kleine Zwiebel, gehackt
Marinade:
0,5 Becher Saure Sahne
1 EL Mayonnaise, leicht
2 EL Gurkenessig
1 EL Olivenöl, Salz, Pfeffer
3 Blatt Basilikum, gehackt
1 TL Dillspitzen

Zubereitung

1. Die hart gekochten Eier werden in Scheiben geschnitten. Nutzen Sie dafür am besten einen Eierschneider. Die Eierscheiben werden nun noch einmal quer durchgeschnitten (Legen Sie dafür das Ei in die Hand).
2. Die Gurken werden klein gewürfelt, die Paprika in feine Streifen geschnitten. Hacken Sie die Zwiebel klein und geben Sie alle Zutaten in eine Schüssel.
3. Vermengen Sie nun die Zutaten für die Marinade bevor Sie diese über dem Gemüse und die Eier verteilen. Lassen Sie den Salat für einige Stunden gut durchziehen.

Schelly in Joghurt-Sauce

Kcal 302 | Eiweiß 37 g | Fett 8 g | Kohlenhydrate 17 g

Für 2 Portionen

Zutaten
2 Schellfischfilets (je 150 g)
1 Bio-Zitrone
Salz, Pfeffer
3 kleine Schmorgurken (je 230 g)
2 Frühlingszwiebeln
1 Bund Dill
1 EL Olivenöl
1 Lorbeerblatt
2 TL Senf
70 ml klassische Gemüsebrühe
150 g Joghurt (1,5 % Fett)

Zubereitung

1. Die gespülten Schellfischfilets werden trocken getupft, ebenso wie die Zitrone gespült und getrocknet werden. Reiben Sie die Hälfte der Zitronenschale ab und halbieren Sie die Zitrone, damit Sie den Saft auspressen können.
2. Beträufeln Sie die Filets mit Zitronensaft und würzen Sie mit Salz und Pfeffer.
3. Die gewaschenen Gurken werden geschält und längs halbiert. Entnehmen Sie das Fruchtfleisch der Gurke und schneiden Sie diese in ca 1 cm dicke Scheiben.
4. Die geputzten und gewaschenen Frühlingszwiebeln werden in dünne Ringe geschnitten.

5. Zupfen Sie Fähnchen vom gewaschenen und trocken geschüttelten Dill und hacken Sie die Fähnchen klein.
6. Die Zwiebeln und Gurken werden in einer geölten und erhitzen Pfanne angedünstet, rühren Sie dabei laufend um.
7. Würzen Sie mit Salz und Pfeffer und rühren sie den Saft der Zitrone, Lorbeer und einen TL Senf unter.
8. Nun wird alles in eine Auflaufform gefüllt und die Schellfischfilets darauf gelegt. Streuen Sie, nach dem Zugießen der Brühe, die Hälfte des Dills über die Filtets.
9. Verschließen Sie die Form bevor Sie den Auflauf bei 180 Grad im vorgeheizten Backrohr für etwa 35 Minuten garen. Bei Umluft stellen Sie die Temperatur auf 160 Grad und bei Gas nutzen Sie die Stufe 2-3.
10. Während die Auflaufform im Rohr ist, verrühren Sie Joghurt und Dill in einer Schüssel und rühren Senf und die Zitronenschale unter. Schmecken Sie den Dill-Joghurt mit Salz und Pfeffer ab.
11. Nun werden die Fischfilets mit den Gurken angerichtet, die Joghurtsauce dazu serviert.

Muscheln auf Schaumsüppchen

Kcal 223 | Eiweiß 9 g | Fett 15 g | Kohlenhydrate 9 g

Für 2 Portionen

Zutaten
1 Fenchelknolle (ca. 300 g)
2 kleine Kartoffeln (ca. 100 g)
2 kleine Schalotten
2 EL Olivenöl
350 ml Geflügelbrühe
1 Messerspitze Safranfäden
1 Lorbeerblatt
5 EL Sojacreme
Salz, Pfeffer
4 Jakobsmuscheln
1 EL Anislikör

Zubereitung

1. Schneiden Sie die Fenchelknolle nach dem Waschen und Putzen in gleich große Stücke von etwa einem Zentimeter. Das abgeschnittene Grün wird zur Seite gestellt.
2. Entfernen Sie die Schale von den Kartoffeln und den Schalotten. Die Kartoffel wird gewürfelt, die Schalotte gehackt.
3. Die Schalotten werden glasig gedünstet und danach die Kartoffeln sowie der Fenchel zugegeben. Gießen Sie vor dem Dünsten Olivenöl in den Topf.
4. Nachdem alles angedünstet wurde, werden das Lorbeerblatt, Safran und die Brühe zu dem Gemüse gegeben und für etwa 30 Minuten bei mittlerer Hitze gekocht. Die Suppe sollte vor dem langsamen Kochen

einmal zum Aufkochen gebracht werden.
5. Die Suppe wird püriert und passieren Sie diese durch ein Sieb. Entnehmen Sie vor dem pürieren das Lorbeerblatt.
6. Lassen Sie die Suppe im Anschluss mit Sojacreme noch einmal aufkochen und würzen Sie nach Belieben mit Salz und Pfeffer.
7. Würzen Sie nun auch die Muscheln, welche in einer Pfanne stark erhitzt werden. Lassen Sie die Muscheln für etwa eine dreiviertel Minute auf jeder Seite anbraten.
8. Das zerkleinerte Fenchelgrün wird nun ebenso wie die Muscheln der Suppe zugegeben, die Sie zuvor mit dem Likör abgelöscht und vom Herd genommen haben.

Krebs-Papaya

Kcal 146 | Eiweiß 19 g | Fett 2 g | Kohlenhydrate 12 g

Für 4 Portionen

Zutaten
2 kleine Paprikaschoten (1 rote, 1 grüne, je 150 g)
1 große Schalotte
3 kleine Papayas (ca. 1 kg)
1 Stück Ingwer (ca. 30 g)
1 rote Chilischote
2 EL Reisessig
3 EL Thai-Fischsauce
1 EL Zucker
¼ TL Salz
350 g Taschenkrebsfleisch
0,5 Bund Koriander

Zubereitung

1. Die Schalotten schälen Sie und hacken diese sehr fein, während die gewaschenen Paprikaschoten geviertelt und, wie die Papaya, entkernt und in etwa 0,5 Zentimeter große Würfel geschnitten werden.
2. Drücken Sie den geschälten und in kleine Stücke geteilten Ingwer durch die Knoblauchpresse. Fangen Sie dabei den Saft in einer Schüssel auf.
3. Die gehackte Chili wird samt dem Krebsfleisch zu den dem Ingwer-Gemisch gegeben, welches Sie zuvor aus Sauce, Zucker, Salz, Essig, Saft vom Ingwer und zwei Esslöffel Wasser hergestellt haben. Vergessen Sie nicht das Fleisch vor dem Vermengen auf Reste von Schalen zu untersuchen.

4. Die Blätter des gewaschenen Korianders werden abgezupft. Zupfen Sie die kleinen Stiele mit ab.
5. Entnehmen Sie die Kerne aus der halbierten Papaya. Belegen Sie die Papaya mit dem Koriander bevor Sie den Salat darauf geben.

Thai-Tilapia

Kcal 359 | Eiweiß 41 g | Fett 16 g | Kohlenhydrate 11 g

Für 2 Portionen

Zutaten
100 ml Fischfond
1 kleiner Romanesco
Salz, Pfeffer
8 gelbe Kirschtomaten
1 kleine gelbe Paprikaschote
2 EL Thai-Fischsauce
300 g Tilapiafilet
4 Stiele Koriander
1 kleine rote Zwiebel
2 Knoblauchzehen
1 Stange Zitronengras
2 EL Öl
2 TL grüne Currypaste
100 ml Kokosmilch (9 % Fett)
100 ml Kokoswasser

Zubereitung

1. Hacken Sie den geschälten Zwiebel und Knoblauch fein. Das gewaschene Zitronengras wird in Scheiben geschnitten.
2. Dünsten Sie die vorbereiteten Zutaten in einer erhitzen Pfanne mit einem Esslöffel Öl an.
3. Nach der Zugabe von Currypaste dünsten Sie das Gemüse für weitere drei Minuten an und rühren Sie dabei ständig um.

4. Im nächsten Schritt werden die Kokosmilch, der Fond und das Kokoswasser zugegeben und zum Kochen gebracht. Lassen Sie die Flüssigkeit aufkochen und für ca. 20 Minuten bei kleiner Hitze garen.
5. Passieren Sie die Sauce durch ein Sieb und stellen Sie diese für die spätere Verwendung zur Seite.
6. Während der Kochzeit wird der Romanesco geputzt. Teilen Sie ihn in kleine Röschen. Der Blumenkohl muss für 4 Minuten in Salzwasser gegart werden, im Anschluss kalt abgeschreckt und zum Abtropfen gestellt werden.
7. Die gewaschenen Tomaten, sowie die geviertelte, entkernte Paprikaschote werden in Stücke in der Größe von etwa einem Zentimeter geschnitten.
8. Ist das restliche Öl im Wok erhitzt, braten Sie die Paprikawürfel für ca 3 Minuten darin an.
9. Nun kommen Tomaten und der Blumenkohl hinzu.
10. Erneut aufgekocht wird alles, nachdem die Sauce zum Gemüse zugegossen wurde und die Fischsauce zugefügt wurde. Lassen Sie alles für ca. 3 Minuten kochen.
11. Teilen Sie den Fisch in große Stücke und würzen Sie ihn nach Belieben mit Salz und Pfeffer. Platzieren Sie den Fisch auf das Curry und decken Sie den Topf zu. Lassen Sie die Zutaten für 7-8 Minuten bei kleiner Hitze ziehen.
12. Die gewaschenen Korianderblätter werden gehackt und das Fisch-Curry damit bestreut.

Serviertipp: Das Curry schmeckt mit Reis hervorragend.

Rinderroulade Light

Kcal 110 | Eiweiß 2,8 g | Fett 9,6 g | Kohlenhydrate 1,1 g

Für 6 Portionen

Zutaten
300 g Pfifferlinge, frisch
1 EL Bauchspeck, gewürfelt
1 große Zwiebel, gewürfelt
etwas Petersilie, gehackt
6 Rouladen vom Rind
3 TL Dijon Senf zum Bestreichen
6 Bacon-Scheiben, halbiert
6 Rouladennadeln
30 g Butterschmalz
0,5 Zwiebel, gewürfelt
gleichviel Speckwürfel
200 ml Rotwein
300 ml Rinderfond
Pfeffer schwarz
Salz
1 EL Speisestärke angerührt
100 ml Sahne

Zubereitung

1. Als erstes wird die Füllung zubereitet: Die geputzten Pilze werden in Stücke geschnitten, die Speckwürfel braten Sie in einer Pfanne aus, bevor Sie die Pilze zugegeben. Der Speck und die Pilze werden öfter bei großer Hitze gewendet, damit die Flüssigkeit verdampfen kann.
2. Wenn die Pilze zu braten beginnen, geben Sie die zuvor gehackte Zwiebel und die Petersilie zu den Pilzen.

Vermischen Sie alles gut und lassen Sie die Zutaten auskühlen.
3. Die Rouladen werden mit Dijon Senf bestrichen und mit je zwei halbierten Speckscheiben belegt. Die Rouladen müssen knapp aneinander gelegt werden bevor Sie das Pilz-Gemisch darüber geben.
4. Bevor Sie die Rouladen rollen, drücken Sie die Füllen an und verschließen dann die Rouladen.
5. Wärmen Sie den Schmortopf am besten bei kleiner Hitze an und lassen Sie Schmalz in einer Pfanne schmelzen, um die Rouladen anzubraten. Diese sollten nach der Bratzeit goldbraune Farbe angenommen haben.
6. Jetzt werden der Speck und die Zwiebelwürfel nach und nach zu den Rouladen gegeben und wenn alles Farbe angenommen hat, in den Topf umgefüllt.
7. Gießen Sie den Bratensatz, den Sie zuvor mit Rotwein zu einem Fond gekocht haben, über das Fleisch, welches für etwa 65 Minuten geschmort wird, nachdem Sie mit Salz und Pfeffer gewürzt haben.
8. Die Speisestärke wird mit ein wenig Sahne und dem Sud zu einer Sauce vermengt.
Serviertipp: Servieren Sie Kartoffelknödel zu den Rouladen.

Gulasch an Potato

Kcal 156 | Eiweiß 7,2 g | Fett 9,3 g | Kohlenhydrate 11,2 g

Für 4 Portionen

Zutaten
400 g Wurst nach Wahl
1 kg Kartoffel
2 TL Paprika edelsüß
0,5 TL Kümmel gemahlen
1 Stück Chili
1 Stück Zwiebel frisch
2 Stück Knoblauchzehen
Wasser, Pfeffer, Salz

Zubereitung

1. Lassen Sie die Wurst-Scheiben in einer Pfanne aus und rösten Sie die gehackte Zwiebel dann mit an.
2. Geben Sie die Gewürze hinzu und pressen Sie den Knoblauch zur Wurst. Schwenken Sie die Zutaten gut.
3. Im Anschluss gießen Sie 1 ½ Liter Wasser zu den Würsten und geben Sie die in Viertel geschnittenen Kartoffeln, sowie eine Chilischote oder Paprikaschote (scharf) hinzu. Nach dem Aufkochen wird die Speise für 20 Minuten geköchelt und nach Geschmack mit Salz und Pfeffer abgeschmeckt.

Die schwarze Pute

Kcal 89 | Eiweiß 9,8 g | Fett 4,6 g | Kohlenhydrate 1,7 g pro 100 g

Für 4 Portionen

Zutaten
600 g Putenbrust Filet
350 g Champignons
2 Zwiebeln gehackt
1 Knoblauchzehe
2 EL Tomatenmark
2 EL scharfer Senf
250 ml Geflügelbrühe
350 ml Schwarzbier
200 ml Schlagsahne
Thymian getrocknet
Salz und Pfeffer
1 Prise Zucker

Zubereitung

1. Das in mittelgroße Stücke geschnittene und gepfefferte Fleisch braten Sie gut an, so dass es Farbe bekommt.
2. Das Fleisch wird mit dem gehackten Knoblauch und den gewürfelten Zwiebeln weiter gebraten bis die Zwiebeln glasig sind.
3. Nun werden Senf, Zucker und Thymian zum Fleisch gegeben und ebenfalls für ca. 2 Minuten gut angebraten.
4. Auch das Tomatenmark muss mitgebraten werden. So verhindern Sie, dass die Säure erhalten bleibt.
5. Lassen Sie die Brühe einkochen.

6. Gießen Sie das Bier hinzu und lassen Sie alles für etwa 10 Minuten leicht kochen.
7. Dünsten Sie die Pilze, die Sie in Scheiben geschnitten haben, in einer Pfanne an und geben Sie diese im Anschluss zum Fleisch.
8. Sollte nach der Zugabe der Sahne die Sauce zu dünn sein, geben Sie Mehl hinzu.
9. Nach einer Kochzeit von ca. 6 Minuten, wird das Gericht mit Salz abgeschmeckt. Hausfrauentipp: Um den vollen Geschmack des Thymians genießen zu können, wird dieser erst kurz vor dem Ende der Kochzeit zum Gericht gegeben.

Serviertipp: Nudeln oder Spätzle vollenden das Gericht.

Mariniertes Lamm an Bratkartoffeln

Kcal 120 | Eiweiß 1,9 g | Fett 6 g | Kohlenhydrate 14 g pro 100 g

Für 4 Portionen

Zutaten
6 Lammstiel-Koteletts
2 Zwiebeln
1 Knolle Chinaknoblauch
125 ml Rapsöl
1 Zweig Rosmarin
etwas Zitronenthymian
etwas Cayenne, Salz, Pfeffer
Rosmarin-Kartoffeln 2 kg Drillinge
nach Belieben Thymian,Rosmarin, Salz, Pfeffer

Zubereitung

1. Schneiden Sie den Knoblauch und die Zwiebel klein und legen Sie die Zutaten in eine Schüssel. Würzen Sie mit Salz und Pfeffer und verrühren Sie alles mit Öl.
2. Trocknen Sie die gewaschenen Koteletts und bestreichen Sie diese mit der Marinade, in welche das Lammfleisch dann eingelegt wird. Das Fleisch muss im Kühlschrank ziehen.
3. Der gehackte Rosmarin und der Thymian werden über die Koteletts gestreut und noch einmal zum Einziehen kühl gestellt.
4. Tupfen Sie nach der Einzieh-Zeit die Marinade ab und legen Sie das Fleisch auf den Grill, wo es, mehrmals umgedreht, für etwa 20 Minuten gegrillt.

5. Die gut gewaschenen Drillinge werden mit der Schale in Salzwasser gegart, bevor sie abgegossen werden und auskühlen müssen.
6. Legen Sie die halbierten Drillinge auf eine Alu-Schale bevor Sie diese mit Pfeffer und Salz gewürzt werden.
7. Die übriggebliebene Marinade tropfen Sie nun auf das Fleisch, je nach Wunsch können Sie Rosmarin darauf legen.
8. Die Kartoffeln müssen nun gebraten werden, bis sie knusprig sind.

Serviertipp: Servieren Sie zum Fleisch noch Sour-Cream. Zutaten dafür sind: Milch, Kräuter, Salz, Pfeffer und Quark.

Bolognese Italiano

Kcal 121 | Eiweiß 7,1 g | Fett 8,2 g | Kohlenhydrate 1,6 g pro 100 g

Für 4 Portionen

Zutaten
800 g Rinderhackfleisch
2 EL Olivenöl
1 Stück Zwiebel
1 Stück Knoblauch
2 Stück Möhren
4 Stangen Staudensellerie
Chili nach Geschmack
4 TL Tomatenmark
2 Dosen Tomaten in Stückchen
600 ml Gemüsebrühe
600 ml Rotwein
Italienische Kräuter getrocknet
Salz und Pfeffer
Paprika edelsüß
200 ml Rama Cremefine 7 %
Spaghetti, pro Person 125 g
Parmesan frisch gerieben

Zubereitung

1. Kurz bevor das Hackfleisch zu Krümeln gebraten ist, werden die Zwiebeln und der Knoblauch hinzu geben und angebraten. Würzen Sie nach Belieben mit Salz und Pfeffer und geben Sie die Zutaten in einen großen Topf.
2. Das Tomatenmark wird zugeben und angedünstet.

3. Im Anschluss erden die Möhre, Chili und Sellerie zugegeben und ebenfalls gedünstet.
4. Die Brühe, der Wein und die Dosentomaten zu dem Fleisch-Gemisch geben und mit den Kräutern und dem Paprika gewürzt.
5. Die Kochzeit ist hier mit 90 Minuten etwas länger, da die Zutaten langsam geköchelt werden müssen. Vor dem Servieren kommt noch etwas Rama Cremefine zu der Sauce.
6. Kochen Sie die Nudeln und streuen Sie über die Sauce frisch geriebenen Parmesan.

Gebackenes Putenfilet

Kcal 188 | Eiweiß 10,1 g | Fett 11,4 g | Kohlenhydrate 12,6 g pro 100 g

Für 2 Portionen

Zutaten
360 g Putenfilet
2 Schuss Rapsöl
6 TL Dijon Senf
80 g Schmelzkäse
40 g Kartoffelchips (fertig)
4 EL Semmelbrösel
200 g Kartoffeln
80 g Karotten
100 g Zucchini
Gemüsebrühe
Salz, Pfeffer,
Muskatnuss frisch gerieben
8 Schnittlauchstängel

Zubereitung

1. Das gewaschene Fleisch, das trocken getupft wurde, wird in drei Scheiben geschnitten. Heizen Sie davor das Backrohr vor. Wählen Sie hierfür die Temperatur 200 Grad bei Umluft und fetten Sie den Boden einer Auflaufform ein.
2. Rühren Sie nun den Knoblauch und den Senf mit Schmelzkäse glatt.
3. Die Semmelbrösel und die mit der Hand zerkrümelten Chips mischen Sie nun in die Schmelzkäse-Creme.

4. Die Fleischstücke werden beidseitig angebraten. Erhitzen Sie dafür Öl in einer Pfanne.
5. Nun wird die Creme über dem Fleisch verteilt. Nehmen Sie für diesen Vorgang die Auflaufform zur Hand, um genügend Platz für die Zutaten zu haben.
6. Überbacken wird alles etwa 12 Minuten. Die mittlere Schiene eignet sich dafür am besten.
7. Die geschälten Kartoffeln und Karotten werden fein gewürfelt und in Gemüsebrühe gekocht, bis sie weich sind.
8. Nachdem Sie alles durch ein Sieb laufen haben lassen und die Brühe dabei aufgefangen haben, wird die Brühe in den Topf zurück gegossen. Lassen Sie diese einmal kurz aufkochen.
9. Die gewürfelten Zucchini werden nun in der Brühe blanchiert (Dauer ca. 3 Minuten) und dann noch einmal durch ein Sieb laufen lassen.
10. Sie können die Suppe für ein anderes Gericht aufbewahren.
11. Nachdem Sie die Kartoffeln und Karotten gut gepresst haben, würzen Sie nach Belieben mit Salz, Pfeffer und Muskat, um im Anschluss die Schnittlauchröllchen und die Zucchini unterzuheben.

Hähnchen auf Japanisch

Kcal 111 | Eiweiß 19,3 g | Fett 2,3 g | Kohlenhydrate 3,7 g pro 100 g

Für 4 Portionen

Zutaten
600 g Hühnerbrüste
1 Stück Paprika gelb
2 Stück Gurken
2 Stück Tomaten
2 EL Kräuter gehackt
100 g Soße Süß-Sauer
1 TL Sojasoße
1 TL Olivenöl
1 Stück Limone
1 Prise Meersalz
1 Prise Sanchokoh (japanischer Bergpfeffer)

Zubereitung

1. Würfeln Sie die Paprika, Tomaten sowie die geschälten Gurken auf ca. 1 Zentimeter große Stücke.
2. Marinieren Sie die Hühnerbrüste mit Sojasoße und Salz. Dafür sollten Sie das Hühnerfleisch in ein Gefäß setzen.
3. Verteilen Sie die Sweet-Sour-Chicken-Sauce über dem Fleisch, sowie auch die gewürfelten Gurken, Paprika und Tomaten. Auch die gehackten Kräuter, Gewürze und Öl müssen über dem Fleisch verstreut werden. Zur Deko werden die Limonenscheiben in der Form angeordnet.

4. Im Ofen für etwa 10 Minuten werden die Hühnerbrüste gedämpft.
5. Beim Dämpfvorgang wird die Einschubebene 2 sowie das „Vital-Dampf"-Programm empfohlen.

Pfifferlinge-Hähnchen-Pfanne

Kcal 77 | Eiweiß 1,7 g | Fett 7,1 g | Kohlenhydrate 2,4 g pro 100 g

Für 2 Portionen

Zutaten
2 Stück Hähnchenbrustfilets
1 kleine Zwiebel
1 EL Olivenöl
Salz, Pfeffer
300 g Pfifferlinge
200 ml Rama Cremefine 7 %
125 g Nudeln, pro Person
Petersilie
Parmesan frisch gerieben

Zubereitung

1. Im ersten Schritt werden das Fleisch und die Zwiebel in Würfel geschnitten.
2. Braten Sie nun beide Zutaten in einer Pfanne mit erhitztem Öl an und würzen Sie mit Salz und Pfeffer nach Geschmack.
3. Die Pilze werden mit dem Fleisch und den Zwiebeln mit angebraten und mit Cremefine zum Aufköcheln gebracht.
4. Kochen Sie nun die Nudeln.
5. Vor dem Anrichten wird mit Petersilie vermengt und abgeschmeckt.
6. Parmesan, frisch gerieben, auf dem Gericht schmeckt wunderbar.

Carpaccio-Venezia

Kcal 375 | Eiweiß 23 g | Fett 31,3 g | Kohlenhydrate 0,6 g pro 100 g

Für 2 Portionen

Zutaten
200 g Rindfleisch (Tatarqualität)
100 g Cheddarkäse
0,25 Kopf Lollo bianco
1 TL Honigsenf
0.125 Stück Zwiebel gehackt
1 Hand voll Erdnüsse, geröstet, fein gehackt
Balsamico Bianco
steirisches Kürbiskernöl
Fleur de Sel Meersalz
Pfeffer

Zubereitung

1. Das Rindfleisch, welches Sie pariert haben, legen Sie in das Gefrierfach. So können Sie es besser schneiden.
2. Verrühren Sie Essig, Öl, Salz, Zwiebel, Senf, Salat und Pfeffer und lassen Sie die Flüssigkeit nun etwas ziehen.
3. Nachdem Sie die Platten zum Servieren mit Essig und Öl bestrichen haben, werden diese mit Salz und Pfeffer bestreut.
4. Das Rindfleisch wird in sehr dünne Scheiben geschnitten. Um ein Zusammenkleben zu verhindern, können Sie die Scheiben mit Frischhaltefolie trennen.

5. Möchten Sie das Fleisch servieren, legen Sie dieses auf den Teller, würzen mit Salz, Pfeffer, Öl und Essig und legen Sie den Salat auf das Fleisch.
6. Der gehobelte Käse wird über den Salat und das Fleisch gestreut und die Nüsse darüber verteilt.

Süßes

Käsekuchen

Kcal 164 | Eiweiß 21 g | Fett 6 g | Kohlenhydrate 7 g

Für 5 Portionen

Zutaten
3-4 gehäufte EL Proteinpulver , z.b. Vanille
200 ml Mandelmilch
2 Eier
250 g Magerquark
85 g Frischkäse Philadelphia Balance
2 EL Kokosmehl
1 TL Vanillemark

Zubereitung

1. Mixen Sie mit einem Handmixer die trockenen Zutaten durch.
2. In einer Backform mit 24 Zentimetern Durchmesser wird der Teig nun bei 150 Grad für etwa 40 Minuten gebacken.
3. Wenden Sie kurz vor Ende der Backzeit die Stäbchenprobe an.

Fitness-Muffins

Kcal 132 | Eiweiß 16 g | Fett 5 g | Kohlenhydrate 7 g

Für 10 Muffins

Zutaten
500 g Magerquark
200 g Fitline Frischkäse Exquisa 0,2 %
1 Mozzarella
4 Eier
3 EL Xucker (oder ganz wenig Zucker)
Vanillemark
100 g Blaubeeren

Zubereitung

1. Der Quark, der Frischkäse, der Mozzarella, die Eier und der Xucker, sowie das Vanillemark werden püriert.
2. Verteilen Sie die Masse auf 10 Förmchen und legen Sie die Blaubeeren darauf.
3. Backen Sie die Muffins für eine ¾ Stunde bei 180 Grad.
4. Lassen Sie das Backrohr nach dem Ende der Backzeit und dem Ausschalten geschlossen, bis die Muffins ausgekühlt sind.

Apple-Dream

Kcal 105 | Eiweiß 3,8 g | Fett 3,8 g | Kohlenhydrate 13,8 g

Für 4 Portionen

Zutaten
1 kg Äpfel
500 g Magerquark
250 g Naturjoghurt
250 g Schlagsahne
100 g Zucker
Zitronensaft
4 EL Weißwein
2 EL Vanillepuddingpulver
1 Päckchen Vanillezucker
1 Vanilleschote
Zimt

Zubereitung

1. Die geschälten und entkernten Äpfel werden in größere Stücke geschnitten und in einem Topf gelegt, wo sie mit Zitronensaft beträufelt werden.
2. Aus der halbierten Vanilleschote wird das Mark entnommen, 60 g Zucker und mit den Äpfeln vermengt. Gießen Sie den Weißwein dazu und bringen Sie alles zum Kochen.
3. Während die Äpfel für etwa 10-15 Minuten köcheln, rühren Sie das Puddingpulver mit Wasser an.
4. Rühren Sie das Pudding-Wasser-Gemisch zu den Äpfeln.

5. Das Apfelmus muss abseits der Herdplatte abkühlen.
6. Sie können während der Auskühlphase den Quark, 40 g Zucker, 2 Esslöffel Zitronensaft und Joghurt verrühren.
7. Schlagen Sie die Sahne mit dem Vanillezucker steif und füllen Sie das Mus in Schalen.
8. Die Quarkmasse wird über den Äpfeln verteilt.

Serviertipp: Zimt über der Apfel-Quark Köstlichkeit ist die absolute Krönung.

Himbeer-Traum

Kcal 74 | Eiweiß 7 g | Fett 0,2 g | Kohlenhydrate 10,2 g

Für 2 Portionen

Zutaten
200 g Magerquark
200 g Naturjoghurt
200 g Himbeeren
1 EL Zucker
1 Päckchen Tortenguss rot
Himbeersaft
Zucker
italienische Mandelplätzchen

Zubereitung

1. Verrühren Sie 75 % der zuvor pürierten Himbeeren mit Joghurt, Quark und Zucker.
2. Der Tortenguss mit dem Himbeersaft und Zucker gekocht und wieder zu 75 % unter das Quark-Gemisch gemischt.
3. Füllen Sie das Quark-Gemisch in zwei Gläser, so dass diese halb voll sind.
4. Die Mandelplätzchen werden auf den Quark gelegt und die Gläser mit Quark aufgefüllt.
5. Die oberste Schicht besteht aus den pürierten Himbeeren.
6. Verteilen Sie nun den Tortenguss auf den Himbeeren und lassen Sie die Gläser für 2 Stunden im Kühlschrank auskühlen.

Raspberry-Mascarpone

Kcal 200 | Eiweiß 1,8 g | Fett 15,7 g | Kohlenhydrate 12,9 g

Für 4 Portionen

Zutaten
200 g Himbeeren frisch
75 g Amaretti
250 g Mascarpone
1 Becher Sahne
2 EL Zucker

Zubereitung

1. Zerkleinern Sie die Amaretti. Tipp: Wenn Sie die Amaretti in eine Tüte geben und mit dem Nudelholz über die Amaretti rollen, erhalten Sie kleine Stücke.
2. Die Mascarpone wird unter die mit Zucker steif geschlagene Sahne untergezogen.
3. Schichten Sie in vier Schalen abwechselnd Amoretti und Mascarpone und geben Sie zum Abschluss die Himbeeren darüber.
4. Zur Dekoration werden je ein KL Amaretti Krümel über die Himbeeren gestreut.

3 Choices-Kompott

Kcal 62 | Eiweiß 0,5 g | Fett 0,1 g | Kohlenhydrate 11,8 g

Für 6 Portionen

Zutaten
1 kg Zwetschgen
3 EL Honig
1 Zimtstange
200 ml Rotwein

Zubereitung

1. Die entkernten, gewaschenen und halbierten Zwetschgen werden mit dem Honig, der Zimtstange und dem Rotwein 10 Minuten geköchelt. Danach entfernen Sie den Zimt.
2. Sie können nun wählen, ob Sie das Kompott in Gläser abfüllen, fest verschließen und auskühlen lassen (stellen Sie dafür die Gläser auf den Kopf) oder ob Sie das Kompott als Beilage zu Waffeln etc. servieren.

After Eight

Kcal 193 | Eiweiß 2,9 g | Fett 19,1 g | Kohlenhydrate 3 g pro 100 g

Für 4 Portionen

Zutaten
100 ml Wasser
25 Stück Minzeblätter
1 halbe Galiamelone
1 halbe Zitrone
250 g QimiQ Classic Natur
1 EL Minzezucker
250 ml Sahne
12 Stück After Eight

Zubereitung

1. Um das Schneiden zu erleichtern, legen Sie die After-Eight-Plättchen in das Gefrierfach und bringen Sie das QimiQ im Backrohr auf Zimmertemperatur. Nutzen Sie dafür ein warmes Backrohr.
2. Pressen Sie die Zitrone aus und schlagen Sie die Sahne steif.
3. Bringen Sie einen Topf mit Wasser zum Kochen und geben Sie die Minzblätter für eine halbe Minute ins kochende Wasser. Die Blätter sollen zusammenfallen, bevor sie aus dem Wasser geholt werden und kalt abgeschreckt werden.
4. Lassen Sie die Blätter abtropfen und schneiden Sie diese in feine Streifen.
5. Das Wasser wird gekocht, bis es zur Hälfte einreduziert iswt.

6. Scheiden Sie 200 Gramm Fleisch von der entkernten und von der Schale entfernten Melone in Würfel und marinieren Sie diese mit dem Saft der ½ Zitrone sowie den Zitronenzesten. Lassen Sie das Fruchtfleisch 15 Minuten in der Marinade ziehen.
7. Pürieren Sie das Fruchtfleisch und geben Sie das Minzwasser sowie den Minzzucker hinzu – pürieren Sie alles erneut.
8. Die After-Eight-Plättchen werden in kleine Würfel geschnitten und zu dem Minz-Melonen Gemisch gegeben, bevor die Sahne untergehoben wird.
9. Die mit Minzcreme gefüllten Gläser werden mit Folie abgedeckt und für vier Stunden kalt gestellt. Dekorieren Sie die Gläser vor dem Servieren mit After-Eight-Würfeln und Minzblättern.

Blue-Pancakes

Kcal 183 | Eiweiß 1,5 g | Fett 13,8 g | Kohlenhydrate 13,6 g pro 100 g

Für 2 Portionen

Zutaten
1 EL Butter
50 ml Buttermilch
1 Ei Größe S
1 TL Zucker
je 2 Messerspitzen Backpulver, Natron, Salz
40 g Blaubeeren, frisch
Öl
Puderzucker
Kanadischer Ahornsirup
Sprühsahne
Minze, frisch
Blaubeeren, frisch

Zubereitung

1. Die zerlassene Butter kühlt ab, während Sie die Buttermilch, den Zucker, das Ei, Backpulver, Natron und Salz vermengen. Danach heben Sie die ausgekühlte Butter unter.
2. Lassen Sie den Teig für 20 Minuten ruhen, bevor Sie die gewaschenen Blaubeeren unter den Teig mischen.
3. In einem kleinen Tiegel werden die Pfannkuchen beidseitig in Öl gebraten.
4. Legen Sie die Kuchen auf Küchenpapier um das überschüssige Fett abzufangen.

5. Mit Puderzucker bestreut, werden die Pfannkuchen mit Ahornsirup beträufelt.
6. Richten Sie die Pancakes mit Sahne, Blaubeeren und Minze an.

Melonen-Bananen-Aprikosen-Shake

Kcal 38 | Eiweiß 0,6 g | Fett 0,2 g | Kohlenhydrate 8,3 g pro 100 g

Für 2 Portionen

Zutaten
300 g Melone
2 Bananen
4 Aprikosen

Zubereitung

1. Das Obst wird gemixt.
2. Füllen Sie das Püree in Gläser.

Sweety

Kcal 249 | Eiweiß 9,4 g | Fett 20,3 g | Kohlenhydrate 8 g pro 100 g

Für 2 Portionen

Zutaten

16 Amarettini Mandelkekse
2 kleine Dosen Mandarinen
125 g Quark
125 g Mascarpone
50 g Mandelblättchen Schokoraspeln
1 Bourbon-Vanillezucker
1 EL Zucker

Zubereitung

1. Lassen Sie die Mandarinen abtropfen, während die Mandeln in einer fettfreien Pfanne angeröstet werden.
2. Der Vanillezucker, der Zucker, der Quark und die Mascarpone werden schaumig geschlagen.
3. Nun wird wie folgt geschichtet: Krümel von etwa 4 Amarettis, Mandarin-Orangensaft (nicht zu viel), Mandarinen, Mandelplättchen, Quark wiederholen Sie das Ganze noch einmal, bevor zu Abschluss die Schokoladenraspel darüber gestreut werden.

Abendessen

Chicken-Salad

Kcal 335 | Eiweiß 38,3 g | Fett 15,4 g | Kohlenhydrate 9,8 g

Für 2 Portionen

Zutaten
300g frische Hähnchenbrust
4 Holzspieße
1 Kausen Salat (Lollo Bionda)
8 Cherrytomaten
1/2 Bio-Gurke
1 Möhre
20 g Pinienkerne
süße Paprika, gemahlen
Salz & Pfeffer
3-4 Blätter Basilkum
1 EL Olivenöl

Zubereitung

1. Waschen Sie den Salt und schleudern Sie in einer Schleuder trocken.
2. Die Cherrytomaten werden nach dem Waschen halbiert.
3. Die geschälte, geviertelte Gurke wird in Streifen geschnitten, ebenso wie die geschälte, halbierte Tomate.
4. Geben Sie alle Zutaten in eine Schüssel und würzen Sie, nach der Zugabe von Olivenöl, mit Salz und Pfeffer.
5. Die Pinienkerne rösten Sie in einer Pfanne leicht an.

6. Die gewaschene und trocken getupfte Hähnchenbrust wird in kleine Stücke geschnitten, so dass sich diese gut auf den Spieß stecken lassen. Würzen Sie nach Belieben mit Paprika, Pfeffer und Salz.
7. Die auf das obere und untere Ende des Spießes geschobenen Fleischstücke werden in einer Pfanne auf jeder Seite für 2-3 Minuten in Öl gebraten.
8. Legen Sie den Salat auf die Teller und streuen Sie Basilikum und Pinienkerne darüber, bevor Sie die Spieße darauf legen.

Beef-Salad

Kcal 123 | Eiweiß 14 g | Fett 5,7 g | Kohlenhydrate 4,5 g pro 100 g

Für 4 Portionen

Zutaten
400 g Rindfleisch geschmort
100 g Paprikaschoten rot geröstet Konserve
50 g Zwiebel rot
50 g Cornichons Sauerkonserve abgetropft
0.5 Bund Schnittlauch frisch
Salz, Pfeffer und Chili aus der Mühle
1 EL Senf mittelscharf
2 EL Tomatenmark dreifach konzentriert
100 ml Brühe vom Paprika
1 EL Öl
50 ml Tomatenketchup

Zubereitung

1. Zuerst werden die festen Zutaten in Streifen oder – nach Belieben – in Würfel geschnitten, bevor sie in einer Schüssel vermengt wserden.
2. Schneiden Sie den Schnittlauch in feine Röllchen.
3. Nun mixen Sie die Brühe vom Paprika, das Tomatenmark, dem Senf und den Gewürzen in einer Küchenmaschine.
4. Nachdem Sie das Dressing über dem Fleisch verteilt und untergerührt haben, schmecken Sie mit Ketchup ab.
5. Streuen Sie zum Abschluss den Schnittlauch darüber.

Kaviar-Tower

Kcal 203 | Eiweiß 10 g | Fett 16 g | Kohlenhydrate 1 g

Für 4 Portionen

Zutaten
100 ml Schlagsahne (15 % Fett)
1 kleines Stück Zitrone
Salz
Cayennepfeffer
¼ Bund Schnittlauch
4 Eier (L)
20 g Butter
4 TL Kaviar

Zubereitung

1. Vermengen Sie die steifgeschlagene Sahne mit dem Zitronensaft, einer Prise Salz und Cayennepfeffer.
2. Der gewaschene, trocken geschüttelte Schnittlauch wird in Röllchen geschnitten.
3. Schneiden Sie die oberen Viertel der Eierschalen ab. Halten Sie das Ei dafür über eine Schüssel. Der Ei-Inhalt wird mit Salz und Cayennepfeffer verquirlt und die Eierschalen gründlich ausgewaschen und in Eierschalen gestellt. Nutzen Sie zum Auswaschen unbedingt heißes Wasser.
4. Geben Sie die gewürzten Eier in die Butter, die zuvor in einer Pfanne – bei kleiner Hitze - zerlassen wurde.

5. Lassen Sie die Eier in der Pfanne stocken – rühren Sie dabei ständig um.
6. Füllen Sie nun die cremig gestockten Eier in die Eierschalen und legen je einen Klecks Sahne sowie einen TL Kaviar auf die Eier. Zum Schluss werden die Eier mit Schnittlauch bestreut.

Austern-Deluxe

Kcal 64 | Eiweiß 3 g | Fett 4 g | Kohlenhydrate 2 g

Für 8 Portionen

Zutaten
300 g Spinat
2 Stangen Staudensellerie (ca. 200 g)
2 Schalotten
1 kleine Knoblauchzehe
2 EL Olivenöl
3 EL Anislikör oder Fencheltee
75 ml Sojacreme
Salz, Pfeffer
300 g Meersalz
8 Austern

Zubereitung

1. Der gewaschene, geputzte und trockengeschleuderte Spinat wird fein gehackt.
2. Der Stangensellerie – ebenfalls gewaschen und geputzt – wird entfädelt und, wie die geschälten Schalotten – in feine Würfel geschnitten. Hacken Sie den geschälten Knoblauch fein.
3. Der Knoblauch, der Sellerie und die Schalotten werden in einer mit Öl erhitzen Pfanne ca. 5-6 Minuten auf mittlerer Hitze farblos angedünstet.
4. Nun geben Sie den Spinat hinzu und dünsten Sie diesen für kurze Zeit mit an.
5. Unter Rühren werden nun der Likör sowie die Sojacreme für 3 Minuten mit dem bereits gedünsteten Gemüse gekocht. Nun schmecken Sie mit Salz und Pfeffer ab und nehmen die Pfanne vom Herd.

6. Streichen Sie das Meersalz auf einem Backblech glatt.
7. Die gründlich kalt abgewaschenen Austern werden zu je einem Stück in einem mehrmals gefalteten Küchentuch festgehalten. Legen Sie dafür die Austern mit der runden Schale nach unten in das Tuch. Sortieren Sie nach dem Waschen die geöffneten Austern aus, damit Sie die restlichen Austern mit Hilfe des Tuches mit einer Drehbewegung auseinander heben können. Schieben Sie dafür eine Messerspitze am Scharnier zwischen die Schale.
8. Schieben Sie das Messer entlang der oberen Schaleninnenseite in die Auster, um den Schließmuskel zu trennen. Nun können die Hälften voneinander lösen. Bitte achten Sie darauf, dass keine Schalenstücke auf der Muschel verblieben sind.
9. Legen Sie die Muschel-Häften auf das Backblech mit dem Meersalz. Das Spinatgemisch wird nun über den Austern verteilt. Backen Sie die Austern mit dem Spinat auf heißem Grill, so dass die Masse dicht wird.

Fleischspieße a la Marokkano

Kcal 258 | Eiweiß 31 g | Fett 12 g | Kohlenhydrate 4 g

Für 4 Portionen

Zutaten
0,5 TL Koriandersamen
1 TL Kreuzkümmel
5 schwarze Pfefferkörner
2 getrocknete Chilischoten
1 Tütchen Safranfäden (0,1 g)
1 Zwiebel
3 Knoblauchzehen
1 Bund frischer Koriander
1 Limette
1 EL Rotweinessig
3 EL Olivenöl
Meersalz
400 g Steinbeißerfilet
200 g Schwertfischfilet

Zubereitung

1. Rösten Sie den Pfeffer, den Kümmel und den Koriander. Der richtige Röstgrad ist erreicht, wenn Sie das Aroma im Rauch riechen.
2. Zerkleinern Sie die Chilischoten und den Safran. Hierfür nutzen Sie am besten einen Mörser.
3. Die geschälte Zwiebel und Knoblauch werden ebenso wie die Blätter vom gewaschenen und getrockneten Koriander fein gehackt.

4. Nachdem Sie die Limette ausgepresst haben, vermengen Sie den Saft mit den Gewürzen (auch die Zwiebel, Knoblauch, Koriander), sowie Essig und Olivenöl. Salzen Sie die Chermola.
5. Zwei Drittel der in 2 Zentimeter groß geschnittenen, abgespülten und getrockneten Fischfilets werden in der Chermoula mariniert und zum Ziehen in den Kühlschrank gestellt. Lassen Sie die Filets für ein bis zwei Stunden kühl gestellt.
6. Nun werden die Filets aufgespießt und jede Seite für etwa 2 Minuten gegrillt. Für das ideale Grillen sollten Sie mittelheiße Kohle verwenden.

Serviertipp: Zu den Spießen servieren Sie am besten die restliche Chermoula.

Light-Gratin

Kcal 112 | Eiweiß 9,8 g | Fett 7,7 g | Kohlenhydrate 1 g

Für 4 Portionen

Zutaten
800 g Rotbarschfilet
2 EL Zitronensaft frisch gepresst
2 Eier Größe M
100 g Sahne
3 Prisen Muskat
2 TL Dillspitzen
500 g Champignons frisch
200 g Pfifferlinge frisch
1 EL Butter
125 ml Weißwein trocken
150 g Crème fraîche mit Kräutern
150 g Crème fraîche mit Knoblauch
200 g Mozzarella
1 TL Fett für die Gratinform
Salz, Pfeffer

Zubereitung

1. Beträufeln Sie das gewaschene Filet nach dem Trocknen mit Zitronensaft. Würzen Sie mit Salz und Pfeffer.
2. Nun werden die Sache und die Eier vermengt und mit Muskat, Dillspitzen und Pfeffer, sowie Salz gewürzt.
3. Während die geputzten Champignons in dünne Scheiben geschnitten werden, werden die Pfifferlinge halbiert. Dünsten Sie die Pilze in heißer Butter an.

4. Geben Sie zu den Pilzen nun das Creme fraiche mit Kräutern und mit Knoblauch mit Weißwein. Lassen Sie alles kurz aufkochen und stellen Sie die Pilze danach zur Seite.
5. Haben Sie das Backrohr auf 220 Grad vorgeheizt, geben Sie den Fisch in eine eingefettete Form. Die Sauce wird über den Fisch gegossen, der Mozzarella in Würfel geschnitten.
6. Die Mozzarella-Würfel sowie die Pilze werden nun über dem Fisch mit der Sauce gestreut, bevor Sie die Form bei 200 Grad für etwa 30 Minuten backen. Für ein perfektes Backergebnis verwenden Sie am besten die mittlere Schiene.

Seelachs umhüllt

Kcal 291 | Eiweiß 41 g | Fett 10 g | Kohlenhydrate 4 g

Für 2 Portionen

Zutaten
2 Seelachsfilets (je 170 g)
Salz, Pfeffer
2 Scheiben Parmaschinken (dünn geschnitten)
1 Zucchini (ca. 300 g)
1 Knoblauchzehe
2 EL Olivenöl
3 EL trockener Wermut oder schwarzer Tee
100 ml Weißwein oder Birnensaft
100 ml klassische Gemüsebrühe
2 Stiele Minze

Zubereitung

1. Säubern Sie den Fisch und tupfen Sie ihn trocken, bevor Sie ihn mit Pfeffer würzen und mit je einer Scheibe Parmaschinken umhüllen. Tipp: Fixieren Sie den Schinken mit kleinen Spießen.
2. Wenn Sie die Zucchini gewaschen und geputzt haben, teilen Sie ihn in der Länge in dünne Scheiben, ebenso wie den geschälten Knoblauch.
3. Dünsten Sie den Knoblauch in einem mit wenig Öl erhitzten Topf an, bevor Sie die Zucchini zufügen und eine weitere Minute anrösten. Rühren Sie dabei mit Bedacht um.

4. Geben Sie nun den Wermut, den Weißwein und die Brühe zum Knoblauch und Zuchhini-Gemisch und dünsten Sie alle Zutaten für weitere 6 Minuten, bevor Sie mit Salz und Pfeffer nach Geschmack würzen. Stellen Sie den Topf nun an den Rand des Herdes und halten Sie ihn warm.

5. In einer Pfanne, in welcher zuvor das übrige Öl erhitzt wurde, braten Sie nun die Fischstücke bei starker Hitze an. Heizen Sie den Backofen auf 160 Grad Umluft vor (oder 180 Grad bzw. Gas: Stufe 2-3) und legen Sie den Fisch auf ein Backblech. Der Fisch muss nun 6 Minuten im Rohr garen.

6. Die gehackte, gewaschene Minze wird unter das Zucchinigemüse gehoben. Legen Sie nun den Fisch auf das Gemüse, das Sie zuvor auf einen Teller gelegt haben.

Kabeljau No-Carb

Kcal 261 | Eiweiß 30 g | Fett 13 g | Kohlenhydrate 0 g

Für 2 Portionen

Zutaten
2 Kabeljaukoteletts (geschuppt, je ca. 150 g)
Salz, weißer Pfeffer
1 EL Öl
50 ml Weißwein
2 Eigelbe
2 EL Estragonsenf
1 EL Schlagsahne oder Sojacreme

Zubereitung

1. Waschen Sie den Kabeljau. Das Blut das eventuell noch an den Gräten haftet, muss entfernt werden.
2. Füllen Sie nun etwa 3 Finger breit Wasser in einen Topf und bringen Sie dieses zum Kochen. Würzen Sie den Fisch rundherum mit Salz und Pfeffer.
3. Um ein Klebenbleiben zu verhindern, bestreichen sie den Dämpfkorbboden mit Öl.
4. Nachdem Sie den Fisch in den Korb gelegt haben, wird dieser in den Topf gegeben. Decken Sie den Topf zu, damit der Fisch bei starker Hitze für 8-10 Minuten gedämpft werden kann. Nach der Hälfte der Zeit wenden Sie den Fisch.
5. Während der Fisch gedämpft wird, schlagen Sie den Weißwein, das Eigelb und den Senf ca. 5 Minuten cremig. Das muss über heißem Wasser gemacht werden. Zum Verrühren nehmen Sie einen Schneebesen.

6. Mit Salz und Pfeffer wird nach dem Unterrühren von Sahne nachgewürzt.

Serviertipp: Der Fisch wird mit Senfsauce serviert, Dillkartoffeln sind die perfekte Beilage.

Hackfleisch-Gratin

Kcal 205 | Eiweiß 17 g | Fett 13,5 g | Kohlenhydrate 5 g pro 100 g

Für 6 Portionen

Zutaten
6 große Kartoffeln festkochend
50 ml Gemüsebouillon
750 g Hackfleisch vom Rind
1 Stück Zwiebel gehackt
2 Stück Knoblauchzehen gepresst
50 g Paniermehl
50 g Mascarpone
50 ml Milch
4 g Backpulver
1 EL Senf (gestrichen)
Paprika edelsüß
Salz, Pfeffer
2 große Tomaten
Basilikumblütensalz
100 g Mozzarella gerieben

Zubereitung

1. Wenn Sie das Backrohr auf 200 Grad Ober-/Unterhitze vorgeheizt haben, werden alle Zutaten bis auf Käse und Tomaten mit den Händen gut geknetet.
2. Waschen Sie die Tomaten. Während die Tomaten mit 1 Zentimeter breite Scheiben geschnitten werden, nehmen Sie bei den Kartoffeln die Stärke 3 Millimeter.
3. Verteilen Sie die Kartoffelscheiben in einer Form, in welche Sie zuvor die Boullion gegossen haben.
4. Nun wird das Hackfleisch nach und nach mit den

Händen an die Kartoffeln gedrückt, so dass die Masse flach ist und die Kartoffeln bedeckt sind.

5. Die Tomatenscheiben werden über dem Fleisch verteilt und gewürzt.

6. Streuen Sie nun den Käse darüber und backen Sie alles für eine ¾ Stunde. Decken Sie die Form nach zwei Drittel der Backzeit mit Alufolie ab.

Trainingsanleitung und Übungen ohne Geräte zum Fettverbrennen

Wie wir am Anfang des Buches gesehen haben, besteht das Geheimnis oder der Erfolg des Abnehmens und Muskelaufbaus in der richtigen Ernährung und eben aus Bewegung und Sport. Im Folgenden werde ich erläutern, worauf es beim Training ankommt, und stelle Ihnen verschiedene Trainingsvarianten vor, mit denen Sie ohne Geräte zu Hause effektiv trainieren können.

Um schnell viel Gewicht zu verlieren, sollten Sie Ihren Fokus beim Training auf zwei Aspekte legen:

1. Muskelaufbau durch Krafttraining und
2. Intervalltraining zur Anregung des Stoffwechsels

Mit dem Muskelaufbau soll erreicht werden, was wir anfangs betrachtet haben, dass Sie viele Kalorien automatisch verbrennen, indem Ihr Körper die durch Nahrung aufgenommene Energie direkt den Muskeln zuführt. Wie wichtig sie beim Abnehmen sind, verdeutlicht die Tatsache (Wiederholung!), dass ein Kilogramm Muskeln täglich ca. 100 Kalorien verbrennt – also automatisch, nur um zu funktionieren.

Krafttraining ist außerdem eine sehr intensive und erschöpfende „Ganzkörperarbeit". Je nach Intensität werden Sie bis zu 600 Kalorien in einer Stunde Training verbrennen und der „Verbrennungsmotor" bleibt sogar Stunden nach dem Training noch aktiv. Sie sehen also, Krafttraining ist enorm wichtig und sollte nicht nur ein „Männer-Hobby" sein.

Intervalltraining

Intervalltraining ist der zweite entscheidende Aspekt, um schnell seine Traumfigur zu erreichen. Denn gerade bei dieser Art des Trainings wird Ihr Stoffwechsel richtig angekurbelt. Während des „Ausdauertrainings" wechseln Sie alle paar Minuten zwischen hoher und niedriger Intensität, sodass sich Ihr Körper nicht an eine konstante Belastung gewöhnt wie bei einem klassischen Ausdauertraining, sondern ständig herausgefordert wird.
Intervalltraining

<u>Leichte bis moderate Übung</u>

- zum Aufwärmen 5 Minuten lang bei normalem Tempo joggen
- 1 Minute lang sprinten (alles geben)
- 1 Minute lang normal joggen
- usw.
- am Ende nochmals 5 Minuten lang bei normalem Tempo joggen

Einmal normal joggen und einmal zügig sprinten ist ein Trainingssatz. Führen Sie anfangs zwei Sätze aus und steigern Sie bei Bedarf, wenn sich Ihr Körper an die Belastung gewöhnt hat. Sie werden merken, dass so ein Intervalltraining um einiges effektiver ist, als eine Stunde lang konstant zu joggen.
Als Alternative zum Laufen eignet sich das Seilspringen ganz gut.

<u>Schwere Übung</u>

Das Ganze führen Sie jetzt beim Treppensteigen aus

(z.B. im Treppenhaus oder im Park mit Stufen oder einem Anstieg). Hier sollten Sie am besten zuvor Ihren Arzt hinzuziehen, denn es ist ein für den Körper sehr anspruchsvolles Programm.

Sie beginnen wieder mit Aufwärmen wie im obigen Beispiel und wechseln zwischen normalem Gehen und zügigem Treppensteigen.

Krafttraining

Beim Krafttraining sollte man vorweg einiges beachten, damit der Spaß, aber auch das Ziel der Übungen nicht auf der Strecke bleiben.

- jede Übung sollte technisch sauber ausgeführt werden, um Verletzungsrisiken zu vermeiden.
- beim Anspannen der Muskeln verharren Sie 2-3 Sekunden in dieser Position und lassen dann langsam locker; damit lässt sich ein besseres Ergebnis erzielen
- beim Anspannen ausatmen
- trainieren Sie unbedingt Ihren ganzen Körper
- eine Stunde Krafttraining ist ausreichend
- trainieren Sie 2-3- mal die Woche, nicht mehr, denn die Muskeln wachsen in der Erholungsphase!
- 2-3 Sätze mit je 8 Wiederholungen (gilt für Training mit Gewichten)
- erhöhen Sie Gewichte, wenn Sie 8 Wiederholungen ohne Probleme schaffen, denn nur so werden die Muskeln gereizt, um weiter wachsen zu können

Arme, Schulter und Brust

Liegestütze für ein mittelschweres Work-out. Je weiter die Arme auseinander sind, desto mehr wird die Brustmuskulatur beansprucht. Je näher am Körper, desto mehr die Armmuskulatur.

Möchten Sie die Schwierigkeit erhöhen, nehmen Sie einen nicht zu hohen Stuhl und stellen Sie Ihre Fußspitzen auf die Kante beim Ausführen.

Um hauptsächlich Trizeps zu trainieren, stützen Sie sich mit den Armen auf die Stuhlkante und strecken Sie die Beine, mit der Ferse den Boden berührend. Nun die Arme beugen und strecken.

Verkürzte Liegestütze haben die gleiche Ausgangsposition wie Liegestütze, nur dass die Knie am Boden aufliegen. Die Übung wird genauso ausgeführt.

Klimmzug an einer Stange oder Tischkante. Der Körper bei der Übung an einer Tischkante sollte gestreckt und der Oberkörper auf der Höhe der Tischkante sein (Beine gestreckt unter dem Tisch).

Bauch

Um den geraden Bauchmuskel zu trainieren, legen Sie sich auf den Rücken, heben den Oberkörper etwas an und die Arme seitlich nach vorne gestreckt. In langsamen Bewegungen und abwechselnd wird ein Bein ausgestreckt, das andere gestreckt.

Den schrägen Bauchmuskel stimulieren Sie, indem Sie wiederum Rückenlage einnehmen, das linke Bein auf das rechte, angestellte Bein legen, Hände am Kopf anwinkeln, Schultern leicht anheben und den rechten Ellbogen zum linken Knie führen und dann wechseln. Beachten Sie, dass der Ellbogen zum Knie geht, ohne das Knie zum Ellbogen zu führen.

Rücken- und Gesäßmuskulatur

Arme und Beine werden in Bauchlage gestreckt, leicht angehoben und im Wechsel leicht gependelt. Den Kopf stabil halten und beim Work-out nicht wippen.

In der Rücklage setzen Sie Ihre Beine angewinkelt auf und heben die Hüfte an, bis sie ganz gestreckt ist, und halten diese Position. Nun senken Sie sie ab, aber ohne den Boden zu berühren.

Wenn Sie dieses Work-out erschweren möchten, dann strecken Sie ein Bein aus, während Ihre Hüfte angehoben und durchgestreckt ist.

Bein- und Gesäßmuskulatur

Stellen Sie sich mit dem Rücken zur Wand und gehen Sie etwas in die Knie, sodass ein rechter Winkel entsteht und Ihre Oberschenkel waagerecht zum Boden sind. Die Arme müssen bei dieser Übung an der Wand bleiben und dürfen nicht die Oberschenkel abstützen.

Bei einer anderen Übung stellen Sie sich ebenso mit dem Rücken an die Wand – mit den Füßen ca. 10 cm von der Wand entfernt – und heben die Zehnspitzen an und wieder ab.

Körperstabilisierung

Bei diesem Work-out werden Brust, Oberarme, Bauchmuskeln und Oberschenkel trainiert. Nebenbei dient es bestens zur Körperstabilisierung.

Legen Sie sich auf den Bauch und stützen Sie sich mit den Unterarmen ab. Ihre Ellbogen befinden sich dabei unter den Schultern. Die Beine sind gestreckt und hüftbreit auseinander, der Kopf gerade im Verlauf der Wirbelsäule. Nun heben Sie im Wechsel zuerst das eine und dann das andere Bein an. Der Körper muss dabei gerade bleiben.

Zusammenfassung

- nehmen Sie am Tag max. 1.000-1.500 Kalorien zu sich
- idealerweise sollten Sie täglich die gleiche Kalorienmenge verzehren
- trinken Sie ca. 3 Liter am Tag
- halten Sie zwischen den Mahlzeiten 4-5 Stunden Pause ein
- ernähren Sie sich bewusst kohlenhydratarm
- vermeiden Sie auf jeden Fall zu hungern
- Junkfood und jede Art von Snacks, außer natürlich belassenen Nüssen und alles, was Zucker enthält, darf nicht gegessen werden
- am Abend dürfen nur eiweißhaltige Mahlzeiten gegessen werden
- essen Sie nur gute Kohlenhydrate (Vollkorn) und gute Fette (Olivenöl, Rapsöl, Fisch)
- mit Intervalltraining bringen Sie Ihren Stoffwechsel richtig in Schwung und lassen die Fettreserven schmelzen
- Krafttraining verbrennt viele Kalorien und erhöht den Muskelanteil, welcher Kalorien automatisch verbrennt
- trainieren Sie 2-3- mal die Woche
- je Trainingstag eine Stunde Krafttraining ist ausreichend
- 2-3 Sätze mit je 8 Wiederholungen
- steigern Sie Gewichte bei zu geringer Belastung
- Muskeln wachsen nur bei Regeneration, halten Sie genügend Pausen ein zwischen den Trainingstagen

Dank

Ich möchte mich hiermit bei Ihnen ganz herzlich für den Kauf dieses Buches bedanken!
Bei Ihren ehrgeizigen Zielen wünsche ich Ihnen ganz viel Erfolg und vor allem Spaß!

Ihr Mike Fischer

Herausgegeben von

Viktor Neumann
Zähringerstr. 308
79108 Freiburg

Printed in Poland
by Amazon Fulfillment
Poland Sp. z o.o., Wrocław